DARM
WÄCHTER DER GESUNDHEIT

WIE KRANKHEITEN GANZ EINFACH VERSCHWINDEN – MIT DER KRAFT DES DARMS

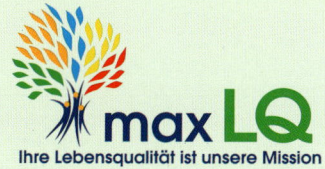

maxLQ
Ihre Lebensqualität ist unsere Mission

Impressum

Herausgegeben von: max **LQ**, einem Unternehmensbereich der FID Verlag GmbH (Fachverlag für Informationsdienste), Koblenzer Str. 99, 53177 Bonn, www.maxlq.de

Alle Rechte vorbehalten. Nachdruck und Vervielfältigungen sowie Verbreitung durch Bild, Funk, Fernsehen und Internet, auch auszugsweise, nur mit schriftlicher Genehmigung des Verlages.

1. Auflage 2020

Geschäftsführer: Daniela Birkelbach, Richard Rentrop

Herausgeber: Daniela Birkelbach, Bonn

Redaktionell Verantwortliche: Andrea Nebel, FID Verlag GmbH, Adresse s. o.

Autor: Dr. Ulrich Fricke, Niederwürzbach

Chefredaktion: Beate Rossbach, Bergisch Gladbach (v. i. S. d. P.)

Wissenschaftliche Gutacher: Dr. med. Ute Eckermann, praktische Ärztin, Naturheilverfahren, Köln

Druck: Druckmüller GmbH, Malsfeldstr. 18, 57539 Roth

Printed in Germany.

978-3-95443-186-1

Satz: www.BrunisArt.de

Inhalt

Gesunder Darm – gesunder Mensch!

Liebe Leserinnen, lieber Leser,

„Der Tod sitzt im Darm" erkannte schon 300 Jahre vor Christus der griechische Arzt Hippokrates. Und tatsächlich: Die moderne Wissenschaft bestätigt, dass ein gesunder Darm der Schlüssel zu einem gesunden Allgemeinbefinden ist. Doch obwohl er eine so entscheidende Bedeutung hat, ist das Thema Darm in unserer Gesellschaft immer noch ein Tabu. Der Darm findet erst dann Beachtung, wenn er massive Probleme bereitet. Allerdings spricht niemand gerne über diese Probleme – viele plagen sich vor allem im höheren Alter jedoch damit herum.

In diesem Spezialreport möchte ich Ihnen zunächst einmal Ihren Darm vorstellen, der mit einer Oberfläche von 500 Quadratmetern so groß ist wie ein Tennisplatz. Lernen Sie auf den folgenden Seiten das „Wunderwerk" kennen, das im Laufe eines 75-jährigen Lebens ungefähr 30 Tonnen Nahrung verarbeitet und gleichzeitig unser größtes Immunorgan ist. Erfahren Sie, was Sie tun können, um Ihrem Darm die Arbeit zu erleichtern und seinen Mikrokosmos aus nützlichen Bakterien im Gleichgewicht zu halten. Lesen Sie außerdem, welche natürlichen Methoden den Darm wieder ins Lot bringen, wenn er Hilfe braucht. Darüber hinaus finden Sie alle Informationen zu den verschiedenen Untersuchungsmöglichkeiten und zur Vorsorge.

Wenn Sie Ihren Darm mit der richtigen Ernährung, Bewegung und Aufmerksamkeit unterstützen sowie regelmäßig zur Darmvorsorge gehen, wird eine stabile Gesundheit die Belohnung für Ihren „darmfreundlichen" Lebensstil sein.

Mit den besten Wünschen für
Ihre natürliche Gesundheit

Beate Rossbach

Ihre Beate Rossbach
Heilpraktikerin

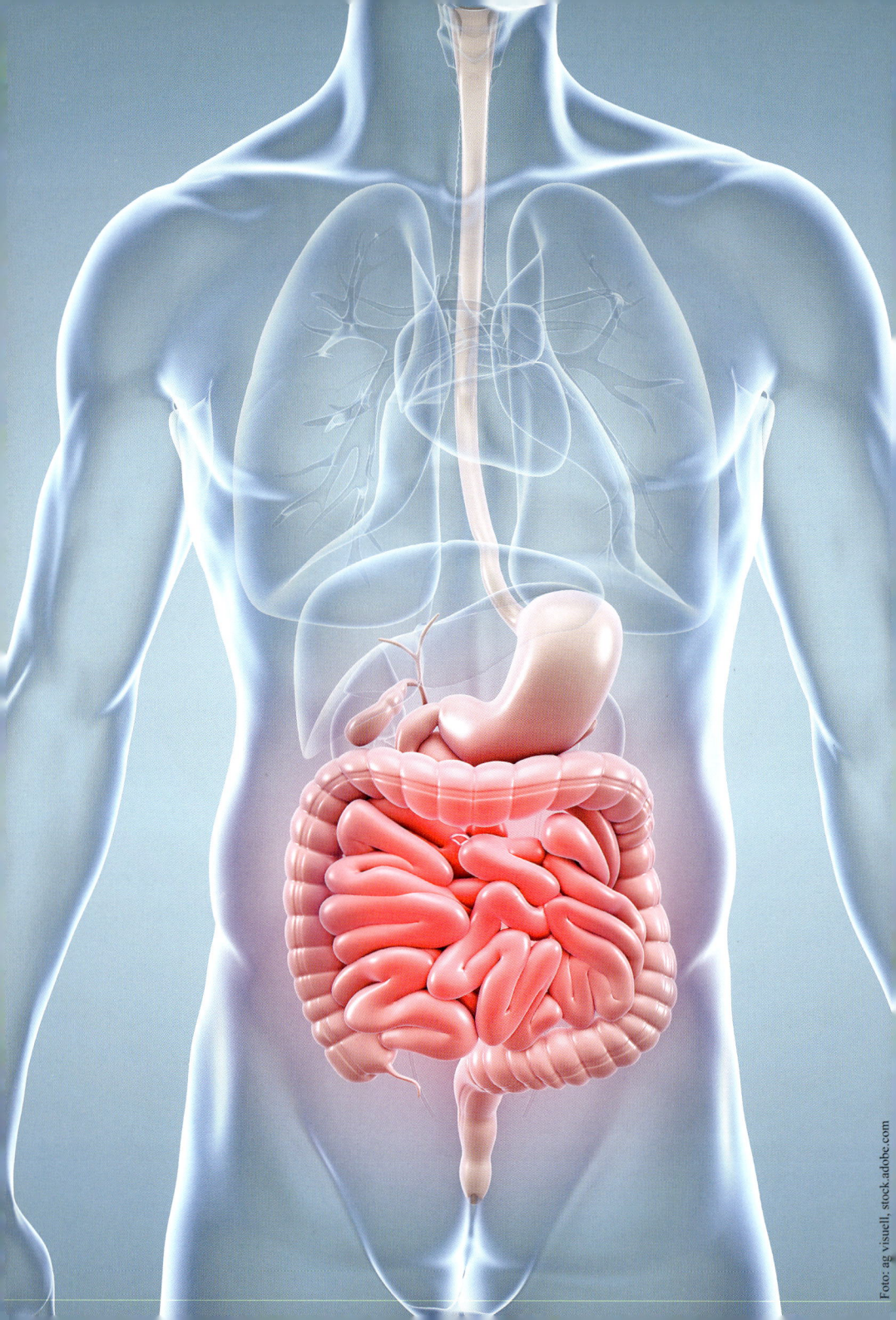

Ihr Darm kann mehr als nur verdauen

Bis vor Kurzem war der Darm ein Tabuthema, über das niemand gerne gesprochen hat. Doch nun ist er ins zentrale Visier der Wissenschaft gelangt. Denn er ist nicht nur für die Verdauung unverzichtbar, sondern auch das größte Immunorgan und unterhält sogar eine direkte Verbindung zum Gehirn.

Geschlängelt und perfekt vergrößert

Mit einer Länge von etwa acht Metern ist der Darm unser größtes Organ. Er schließt sich direkt an den Magen an und verläuft in vielen Windungen durch den Bauchraum bis zum After. Aufgrund seiner Oberflächenstruktur im Inneren (siehe Zeichnung auf Seite 11) verfügt er über die größte Kontaktfläche im gesamten Körper. Mithilfe dieser von einer Schleimhaut überzogenen Oberfläche erbringt der Darm tagtäglich unermüdlich wichtige Arbeiten. So muss er zum einen die verwertbaren Nahrungsbestandteile aufschließen, zum anderen aber auch den Körper von nutzlosen oder schädlichen Substanzen befreien.

Unser Darm arbeitet rund um die Uhr

Der erste Darmabschnitt ist der Dünndarm, der den Speisebrei aus dem Magen aufnimmt. Hier findet die wichtigste Verdauungsarbeit statt, denn im Dünndarm werden die aufgespaltenen Nahrungsbestandteile über die Schleimhaut aufgenommen und an das Blut abgegeben. Die übrig bleibenden unverdaulichen Nahrungsreste wandern weiter in den etwa 1,5 m langen Dickdarm.

Dieser Darmabschnitt hat seinen Namen nicht, weil er so dick ist, sondern weil er den Speisebrei eindickt, indem er ihm Wasser entzieht. Gleichzeitig werden hier auch Mineralien (Elektrolyte) aus den Nahrungsresten gezogen und der Blutbahn zugeführt.

Die verbleibenden Anteile wie etwa unverdauliche Ballaststoffe werden von den Darmbakterien in Gärungs- und Fäulnisprozessen zersetzt und abgebaut. Insgesamt bleibt unsere Nahrung während des ganzen Verdauungsprozesses am längsten – bis zu 72 Stunden - im Dickdarm, ehe sie über den After ausgeschieden wird.

Die zweite Aufgabe des Darms: Abwehrarbeit

Ungefähr ein Viertel der Darmschleimhaut ist ständig damit beschäftigt, Krankheitserreger abzuwehren, denn über 70 % aller Immunzellen befinden sich hier. Damit ist der Darm mit seinem eigenen Immunsystem auch unser größtes Immunorgan. Das darmeigene Immunsystem wird auch GALT (gut-associated lymphoid tissue) genannt. Es besteht im Wesentlichen aus Lymphknoten (Peyer Plaques), die bestimmte Immunzellen (Lymphozyten) enthalten, und aus zwischen den Darmzellen liegenden weiteren Lymphozyten. Den Impuls dazu, dass hier ein Feind bekämpft werden muss, erhält das Darm-Immunsystem über Antikörper. Diese docken an Bakterien oder schädliche Fremdstoffe an und signalisieren so, dass die Lymphozyten aktiv werden und die Schädlinge vernichten müssen. Die zur gesunden Darmflora gehörenden Bakterien werden jedoch nicht angegriffen.

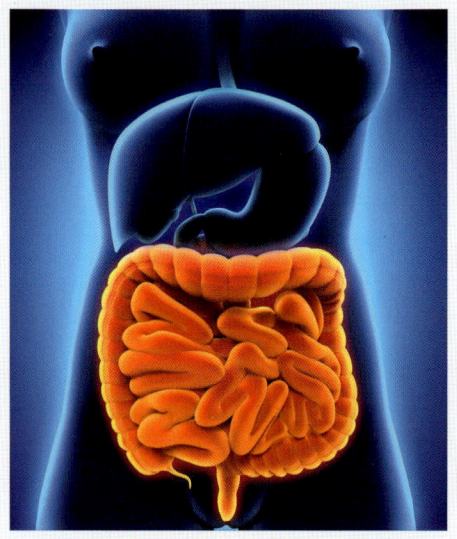

Perfekte Oberflächenvergrößerung

Foto: nerthuz, stock.adabe.com

In seinem Inneren ist der mehrfach gewundene Darm mit Millionen von Zotten ausgestattet, die zusammen eine Oberfläche von etwa 500 Quadratmetern ergeben.

Das oft zitierte „Bauchhirn" ist ein „Darmhirn"

Nach neuesten Forschungsergebnissen ist unser Darm von 200 Millionen Nervenzellen (Neuronen) umgeben, die in einem ständigen Austausch mit unserem Gehirn stehen und gemeinsam mit ihm wichtige Körperfunktionen steuern.

Die Kommunikation zwischen Darm und Gehirn verläuft über die Darm-Hirn-Achse aus parallel zu den vegetativen Nerven verlaufenden Nervensträngen. Dabei senden 90 % dieser Nerven Informationen an das Gehirn, und nur 10 % der Nerven übermitteln dem Darmhirn Informationen von „oben".

Das Darmhirn hat diese Funktionen:
- Regulierung des Speisebrei-Transports durch den Magen-Darm-Trakt
- Meldung schädlicher Erreger an das Immunsystem
- Beeinflussung und Auslösung von Gefühlen wie Angst oder Freude
- Produktion von Hormonen wie Serotonin, Dopamin und Endorphinen
- Ausschüttung von Botenstoffen, die für die Verdauung einzelner Nahrungsbestandteile notwendig sind
- Meldung an das Gehirn, dass Durchfall oder Erbrechen ausgelöst werden sollen, um Schadstoffe auszuscheiden

Ein kranker Darm kann diese Gesundheitsprobleme auslösen:

neurologische Probleme
- Ängste
- Nervosität
- Depressionen
- Antriebslosigkeit

durch Störungen der Immunabwehr
- Infektanfälligkeit
- Allergien
- Entzündungen
- Rheuma
- Neurodermitis

durch mangelhafte Ausscheidung von Schadstoffen und Toxinen
- Schmerzen
- Migräne
- chronische Müdigkeit
- Entzündungen

durch unzureichende Aufnahme von Nähr- und Vitalstoffen
- Osteoporose
- Herzerkrankungen
- Karies
- Haarausfall

Bei all diesen Aufgaben arbeitet das Darmhirn vollkommen eigenständig. Wissenschaftler gehen jedoch davon aus, dass Stress, Bewegungsmangel und falsche Ernährung die Funktionen der Bauch-Nervenzellen empfindlich stören können. Inzwischen konnte auch nachgewiesen werden, dass unsere Darmgesundheit großen Einfluss auf unsere Stimmungslage hat und dass andererseits Stimmungen tatsächlich „auf den Magen schlagen" und sowohl hier als auch im Darm zu Beschwerden führen.

Gesunder Darm – gesunder Mensch

Aufgrund seiner wichtigen Aufgaben beeinflusst der Darm Gesundheit und Wohlbefinden in hohem Maße. Daher sollten Sie Ihren Darm pflegen und alles vermeiden, was sein Gleichgewicht stört.

Ihrer Darmgesundheit schaden:
- Stress, da sich dadurch die Zahl der gesunden Milchsäurebakterien verringert
- Bewegungsmangel, da der Darm dadurch träge und der Speisebrei zu langsam weitertransportiert wird
- Übergewicht mit einem Body-Mass-Index von mehr als 30, da sich dadurch das Darmkrebsrisiko erhöht
- falsche Ernährung mit zu viel Fett oder Zucker, da sie zu Blähungen und Durchfall führt
- Medikamente wie Antibiotika, Blutdruck- und Blutfettsenker sowie Säurebinder, da sie die Darmflora schädigen

Sie sollten daher Ihren Darm pflegen, damit es ihm richtig gutgeht – und damit auch Ihrem Allgemeinbefinden.

Ein gesunder Darm schützt Sie sogar vor Krebs

Wenn die Darmschleimhaut in einem schlechten Zustand ist, kann das sogar die Entstehung von Krebs begünstigen. Und zwar nicht nur die Entstehung von Darmkrebs, sondern auch von anderen Krebsarten. Das fanden Forscher der Thomas-Jefferson-Universität in Philadelphia/USA heraus. Das Team hat einen bisher unbekannten Immunfaktor entdeckt: einen Hormonrezeptor in der Darmschleimhaut mit Namen Guanylatzyklase C (GC-C).

Bisher nahm die Wissenschaft an, dass dieser Rezeptor nur für die Regulierung des Flüssigkeitshaushalts zuständig sei. Doch nun konnte nachgewiesen werden, dass eine Schwächung dieses Rezeptors für die Entstehung von Krebs in der Lunge, in der Leber und in den Lymphdrüsen verantwortlich sein kann. Denn wenn der Rezeptor nicht intakt ist, entstehen chronische Entzündungen, wodurch die Darmschleimhaut durchlässig für Giftstoffe und krebsauslösende Substanzen wird. Auf diese Weise gelangen die Stoffe in die Blutbahn, können die Erbsubstanz in den Zellen (DNA) schädigen und auf diese Weise Krebs auslösen.

Der Studienleiter meint, dass ein gestärkter GC-C die Darmschleimhaut undurchlässig für schädigende Substanzen mache und dadurch ein effektiver Krebsschutz entstehe. ■

Darmzotten beherbergen wichtige Immunzellen

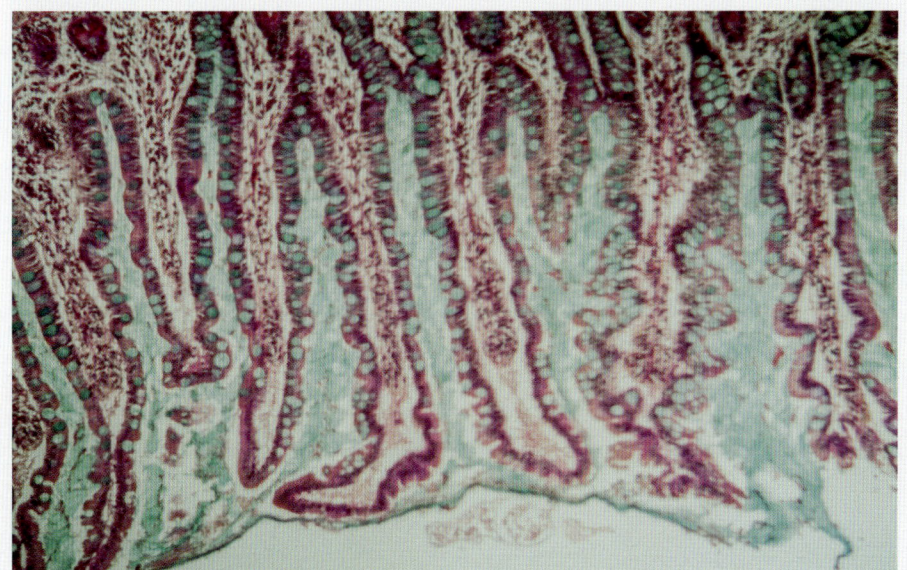

Über 70 % des Immunsystems sind in der Darmschleimhaut lokalisiert. Die Darmbakterien spielen dabei eine große Rolle, denn sie trainieren dieses Immunsystem.

Foto: Dr. N. Lange, stock.adabe.com

Testen Sie sich selbst:
Wie ist es um Ihre Darmgesundheit bestellt?

Mit Ihrem Lebensstil nehmen Sie wesentlich Einfluss auf die Gesundheit Ihres Darms. Anhand unseres kleinen Selbsttests können Sie herausfinden, wie hoch Ihr Risiko für Darmprobleme ist. Beantworten Sie bitte ehrlich die folgenden Fragen. Zählen Sie am Ende Ihre Ja-Antworten zusammen und lesen Sie Ihr Ergebnis in der entsprechenden Auswertung nach.

1. Haben Sie erhebliches Übergewicht? . . . . ☐ Ja ☐ Nein

2. Sind Sie weniger als zweimal wöchentlich mindestens 30 Minuten lang körperlich aktiv? . . . . ☐ Ja ☐ Nein

3. Essen Sie weniger als drei Portionen Obst und Gemüse pro Tag? . . . . ☐ Ja ☐ Nein

4. Stehen bei Ihnen häufig Fleisch und Wurstwaren auf dem Speiseplan? . . . . ☐ Ja ☐ Nein

5. Trinken Sie täglich weniger als 1,5 Liter Wasser, Tee oder Saftschorlen? . . . . ☐ Ja ☐ Nein

6. Essen Sie oft unter Zeitdruck, oder schlingen Sie öfter einfach im Stehen etwas hinein? . . . . ☐ Ja ☐ Nein

7. Fühlen Sie sich häufig gestresst? . . . . ☐ Ja ☐ Nein

8. Trinken Sie täglich mehr als ein oder zwei Gläser Alkohol? . . . . ☐ Ja ☐ Nein

9. Haben Sie häufig hörbare Darmgeräusche wie
Grummeln oder Gluckern? . . . . ☐ Ja   ☐ Nein

10. Leiden Sie oft unter Blähungen? . . . . ☐ Ja   ☐ Nein

11. Haben Sie häufiger Durchfall? . . . . ☐ Ja   ☐ Nein

12. Haben Sie seltener als drei- bis viermal
pro Woche Stuhlgang? . . . . ☐ Ja   ☐ Nein

Gesamtzahl der Ja-Antworten

Auswertung

0 bis 3 Ja-Antworten:

Sie unterstützen mit Ihrem Lebensstil Ihren Darm optimal; dadurch vermindern Sie Ihr Risiko für Darmerkrankungen. Wenn Sie über 50 sind, sollten Sie dennoch regelmäßig die Darmvorsorge-Untersuchungen in Anspruch nehmen.

4 bis 6 Ja-Antworten:

Einige Ihrer Lebensgewohnheiten erschweren Ihrem Darm die Arbeit, sodass Sie durchaus ein etwas erhöhtes Risiko für Darmerkrankungen haben. Überdenken Sie Ihren Lebensstil, und achten Sie auf Ihren Darm. Gehen Sie zum Arzt, wenn sich Ihre Stuhlgewohnheiten ändern oder wenn Sie Bauchschmerzen haben.

Mehr als 6 Ja-Antworten:

Dieses Ergebnis deutet darauf hin, dass Ihr Darm entweder schon Schaden genommen hat oder aber auf Dauer nehmen wird, wenn Sie Ihre Lebensgewohnheiten nicht ändern. Werden Sie aktiv, und bitten Sie Ihren Arzt um Unterstützung.

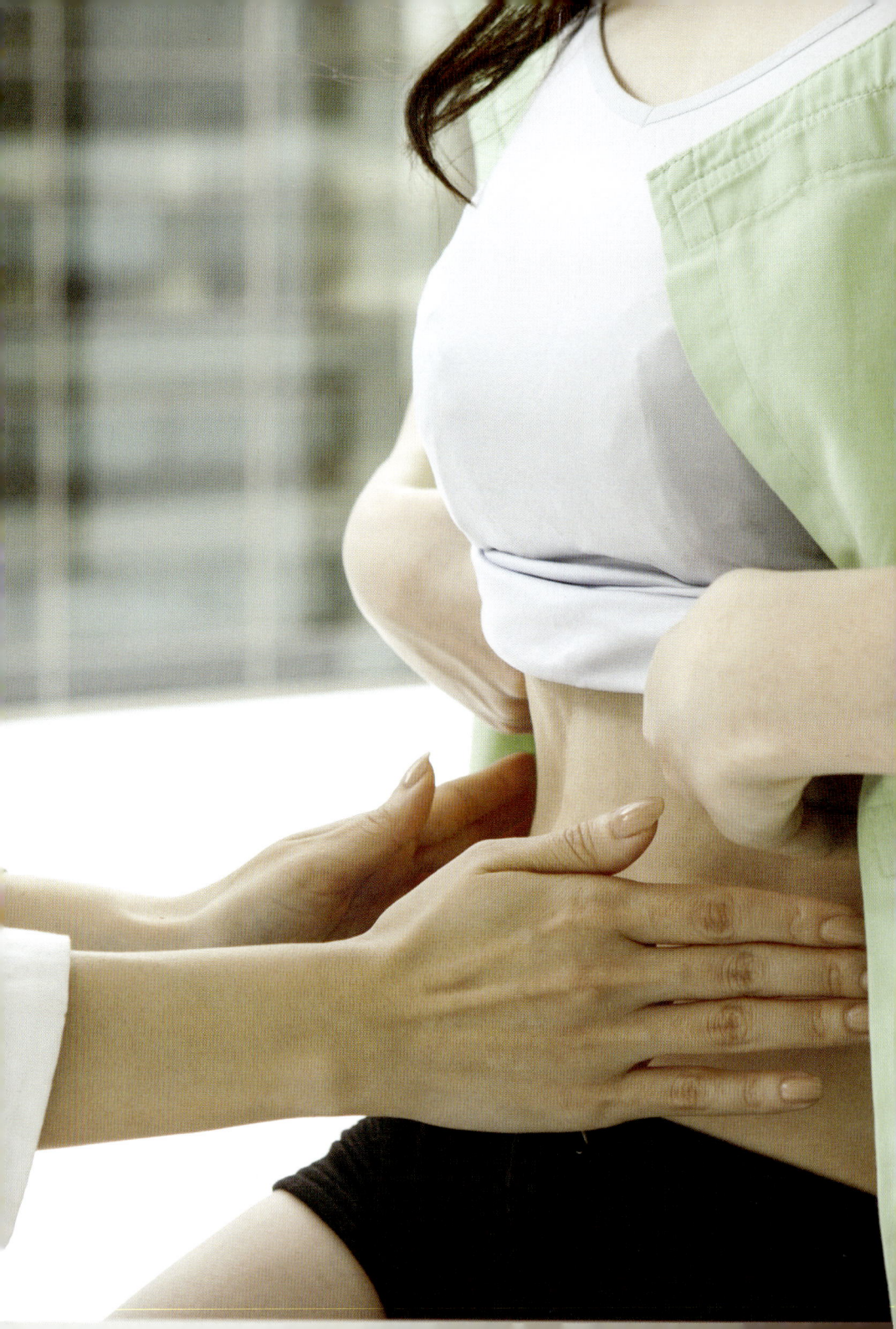

Diagnose und Vorsorge: Das sollten Sie wissen

Der Darm kann grundsätzlich auf zweierlei Weise untersucht werden: zum einen mit sogenannten bildgebenden Verfahren wie etwa Ultraschall oder eine Darmspiegelung, zum anderen aber auch mittels einer Stuhluntersuchung. Am Anfang jeder Darmuntersuchung stehen jedoch immer das ausführliche Untersuchungsgespräch, die Anamnese und die körperliche Untersuchung durch den Arzt.

Zunächst untersucht der Arzt den Darm von außen

Wenn Sie mit Darmproblemen zum Arzt gehen, wird er sich als Erstes Ihre Beschwerden genau schildern lassen. Anschließend folgt dann die körperliche Untersuchung.

Die körperliche Untersuchung besteht aus vier Schritten:
- Inspektion (Betrachtung)
- Palpation (Betasten)
- Perkussion (Beklopfen)
- Auskultation (Abhören)

Wenn der Darm gebläht ist, kann der geübte Arzt das bereits beim Betrachten erkennen; durch das Abtasten wird dieser Befund dann bestätigt. Denn ein luftgefüllter Darm fühlt sich anders an als ein leerer. Durch Abklopfen und Abhören mit dem Stethoskop wird die Flüssigkeit oder auch eine Gasbildung in den Darmschlingen durch Gluckern oder Plätschern hörbar. Wenn durch diese Untersuchung schon ein erster Verdacht besteht, können weitere Untersuchungen notwendig werden.

Ultraschall, Röntgen & Co. machen den Darm sichtbar

Mit einem Ultraschallgerät kann der Arzt 10 bis 15 cm durch die Bauchdecke „sehen" und so die Darmschlingen sowie deren Wände inspizieren.

Diese Darmerkrankungen werden durch Ultraschall sichtbar:

- Morbus Crohn
- Colitis ulcerosa
- Darmdivertikel
- für Darmkrebsvorstufen typische Schleimhautveränderungen

Eine Ultraschalluntersuchung birgt keine Risiken, da sie nicht, wie z. B. die Computertomographie (CT), mit einer Strahlenbelastung verbunden ist.

Andererseits kann eine CT, bei der Röntgenstrahlen den Darm scheibchenweise durchleuchten, die Lage und Größe eines eventuellen Darmtumors sehr genau darstellen. Doch auch dieses Verfahren hat seine Schwächen: Zum einen ist die Strahlenbelastung recht hoch, und zum anderen decken auch modernste Geräte Veränderungen, die kleiner als 5 mm sind, nur in etwa 70 % der Fälle auf.

Der wichtigste Stuhltest ist der Nachweis von Blut

Mit dem sogenannten Hämoccult-Test kann im Stuhl der rote Blutfarbstoff Hämoglobin nachgewiesen werden. Der Test entdeckt auch geringe Mengen Blut, die versteckt (occult) und mit bloßem Auge nicht zu erkennen sind. Auf diesen Test haben bei uns alle Versicherten ab dem 50. Lebensjahr einmal jährlich Anspruch. Wenn Sie älter als 55 Jahre sind, zahlt Ihre Krankenkasse den Test nur noch alle zwei Jahre und auch nur dann, wenn Sie keine Darmspiegelung in Anspruch nehmen.

Leider liefert der Hämoccult-Test nicht selten auch falsch positive oder falsch negative Ergebnisse. So findet der Test bei jedem dritten Untersuchten in einem Zeitraum von zehn Jahren Blut im Stuhl, allerdings steckt bei nur 15 % tatsächlich auch ein Darmtumor dahinter. Denn das Blut im Stuhl kann auch andere Ursachen, beispielsweise Hämorrhoiden, haben.

Falsch positive Ergebnisse können entstehen durch:

- Medikamenteneinnahme (z. B. Eisentabletten, Acetylsalicylsäure)
- bestimmte Nahrungsmittel (z. B. halb rohes Fleisch, Brokkoli, Radieschen, Blutwurst)

- Nasenbluten
- Zahnfleischbluten
- chronisch entzündliche Darmerkrankungen

Falsch negative Ergebnisse können durch Vitamin-C-haltige Medikamente oder Nahrungsmittel wie Obst und Vitaminsäfte zustande kommen. Trotz der möglichen Ungenauigkeiten ist der Hämoccult-Test auch weiterhin eine wichtige Vorsorgemaßnahme, denn mehr als 60 % aller Darmkrebserkrankungen werden durch ihn aufgespürt.

Im Stuhl zeigt sich der Zustand der Darmflora

Eine in ihrer Zusammensetzung veränderte Darmflora kann nicht nur zu Verdauungsproblemen, sondern auch zu Über- oder Unterreaktionen des Immunsystems führen. Anhand der bakteriologischen Untersuchung einer Stuhlprobe kann die genaue Zusammensetzung der Bakterienflora im Darm ermittelt werden. Gleichzeitig wird ein eventueller Pilzbefall des Darms nachgewiesen.

Eine Darmflora-Diagnostik ist angezeigt bei:
- Darmbeschwerden (z. B. Reizdarm, chronische Verstopfung, Blähungen)
- Allergien
- Neurodermitis
- Nahrungsmittelunverträglichkeiten
- chronisch wiederkehrenden Harnwegsentzündungen
- chronisch wiederkehrenden Atemwegsinfekten

Die bakteriologische Stuhluntersuchung wird in einem Speziallabor durchgeführt. Ihr Arzt erhält anschließend das genaue Bakterien-Profil Ihres Darms und eine konkrete Therapieempfehlung. Die Kosten für die Stuhluntersuchung von etwa 150 € müssen Sie leider selbst tragen.

Am aussagefähigsten ist die Darmspiegelung

Ab dem 56. Lebensjahr steht Ihnen alle zehn Jahre eine Darmspiegelung zu, die als die sicherste Untersuchung zur Darmkrebs-Vorsorge gilt.

Hierbei wird ein biegsamer Schlauch (Endoskop), an dessen Ende sich eine Lichtquelle, eine Kamera sowie kleine Zangen befinden, in den Darm eingeführt. Auf einem Monitor kann der Arzt dann das Darminnere genau betrachten.

Bei dieser Methode können nicht nur bösartige Tumore, sondern auch Darmkrebs-Vorstufen (Polypen), die nur wenige Millimeter groß sind,

7 Tipps: So sind Sie optimal auf die Darmspiegelung vorbereitet

Für eine Darmspiegelung muss der Darm absolut leer und sauber sein. Daher ist die Darmentleerung die wichtigste Vorbereitung auf die Spiegelung, mit der Sie rechtzeitig beginnen sollten. Die folgenden Tipps helfen Ihnen, die Vorbereitung und Untersuchung so angenehm wie möglich zu gestalten.

1. Nehmen Sie schon einige Tage vor der Untersuchung keine schwere Kost mehr zu sich. Essen Sie in diesen Tagen auch keine Körner, da diese im Darm aufquellen und das Endoskop behindern könnten.

2. Nehmen Sie ab dem Mittag des Vortags keine feste Kost mehr zu sich, sondern nur noch Brühen, Wasser und Früchte- oder Kräutertee.

3. Trinken Sie ab dem Vortag weder Cola noch Kaffee oder schwarzen und grünen Tee, da diese Getränke auf die Darmwand abfärben können und so die Untersuchung erschweren.

4. Erleichtern Sie sich das Trinken der Abführlösung, indem Sie an einer Orangenspalte lutschen.

5. Trinken Sie gegen die Hungergefühle Gemüsebrühe.

6. Sorgen Sie für eine Begleitung, da Sie wegen der Narkose nach der Spiegelung nicht Auto fahren oder allein nach Hause gehen dürfen.

7. Nehmen Sie warme Kleidung und Socken mit zur Untersuchung, da die meisten Patienten anschließend leicht frösteln.

aufgespürt werden. Der große Vorteil dieser Methode besteht darin, dass bei der Untersuchung entdeckte Polypen sofort entfernt und später in einem Labor untersucht werden können. Doch eine Darmspiegelung ist nicht nur zur Krebsvorsorge sinnvoll. Mit ihrer Hilfe lassen sich auch andere Darmbeschwerden abklären.

Eine Darmspiegelung kann Klarheit bringen bei:

- Verdacht auf eine chronisch entzündliche Darmerkrankung (Morbus Crohn, Colitis ulcerosa)
- Blut im Stuhl
- anhaltenden, unklaren Bauchschmerzen
- unklaren Durchfällen
- starken Blähungen

Da der Eingriff im Dämmerschlaf durchgeführt wird, ist die Untersuchung für Sie absolut schmerzfrei. Wie Sie sich am besten darauf vorbereiten, lesen Sie im Kasten auf Seite 18.

Speziell für den Dünndarm: Kapselendoskopie

Ein noch ziemlich junges Verfahren ist die Kapselendoskopie. Diese Untersuchungsmethode eignet sich besonders gut für den Dünndarm, der mit einem herkömmlichen Endoskop, wie es für die Darmspiegelung (Rektoskopie) verwendet wird, nur schwer zugänglich ist.

Für diese Untersuchung schlucken Sie eine ca. 30 mm kleine Digitalkamera, die wie eine Kapsel geformt ist. Auf dem Weg vom Magen bis zum After nimmt sie pro Sekunde mehrere Bilder von der Darminnenwand auf und sendet diese per Funk an einen Datenspeicher. Auf diese Weise werden auf der sechs- bis achtstündigen Reise der Kapsel durch den Darm mehr als 50.000 Fotos gemacht.

Die Vorteile dieser Methode liegen auf der Hand. Sie benötigen keine Narkose, können sich frei bewegen, und es besteht auch kein Verletzungs- oder Infektionsrisiko. Allerdings hat sie auch einen gravierenden Nachteil: Während der Untersuchung können keine Gewebeproben entnommen werden. ■

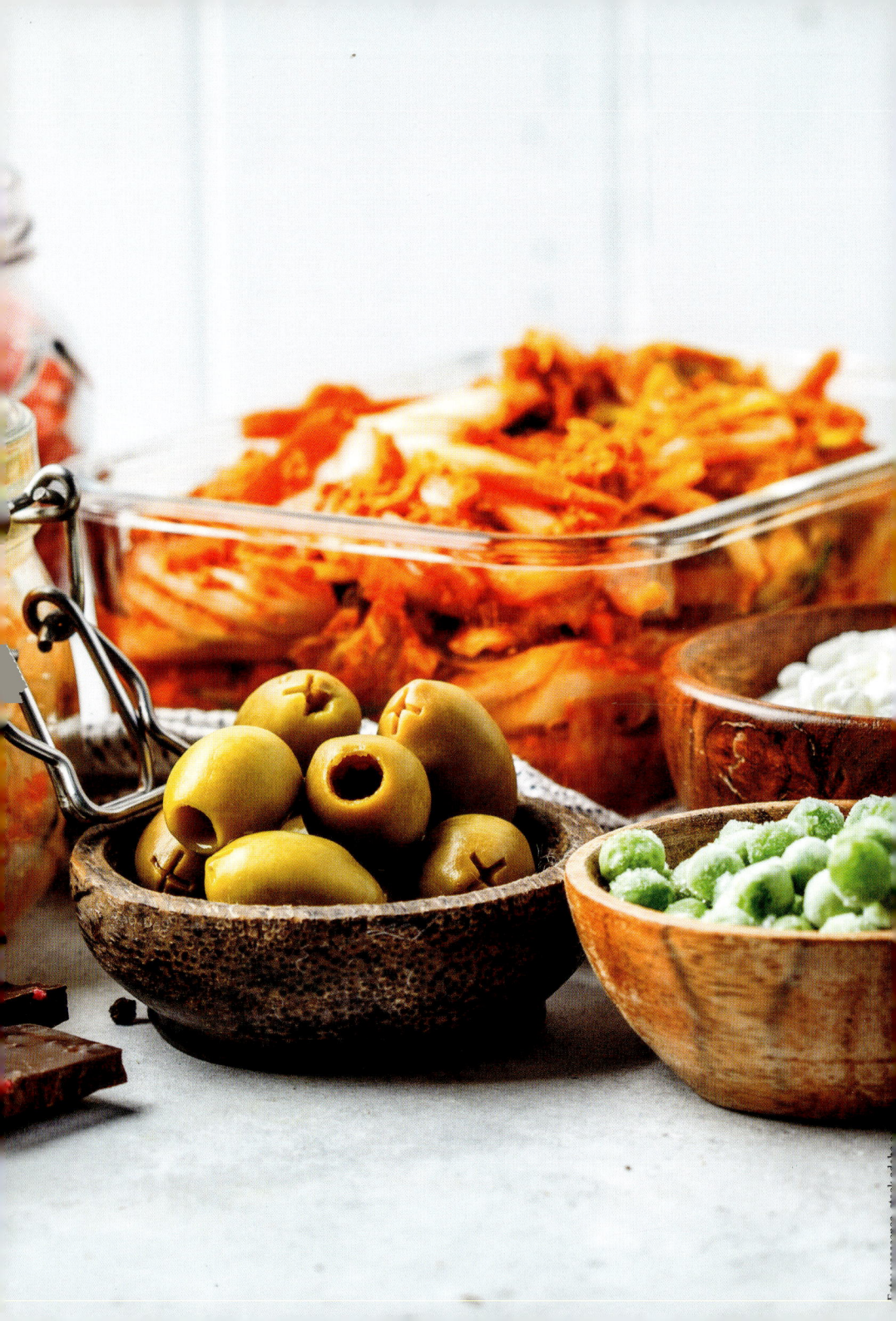

Darmfreundliche Ernährung: Darauf sollten Sie achten

Mit Ihrer Ernährung schaffen Sie eine der wichtigsten Voraussetzungen für die Gesunderhaltung Ihres Darms. Dazu am besten geeignet ist eine vollwertige Ernährung mit frischem Obst, Gemüse und Vollkornprodukten sowie wenig Fleisch und Süßigkeiten.

Essen Sie täglich frisches Obst und Gemüse

So widersprüchlich Ernährungsempfehlungen oft sind, in einem Punkt sind sich alle Ernährungsexperten einig: Fünf Portionen Obst und Gemüse pro Tag sind optimal für die Gesundheit – besonders für den Darm. Denn mit dieser Nahrung nehmen Sie nicht nur viele Vitalstoffe zu sich, sondern sorgen auch für eine geregelte Verdauung. Diese beugt nicht nur Verstopfung vor, sie kann auch vor Darmkrebs schützen.

Ist die Verdauung in Schwung, werden krebserregende Stoffe (Kanzerogene), die wir mit der Nahrung aufnehmen, schneller abtransportiert und ausgeschieden. Dadurch verweilen sie kürzer im Darm und haben weniger Zeit, ihre schädliche Wirkung auszuüben.

So gut die „Fünfer-Regel" bei Obst und Gemüse auch ist, eines sollten Sie dabei beachten: Legen Sie den Schwerpunkt lieber auf Gemüse als auf Obst. Der hohe Fruchtzuckergehalt im Obst könnte nämlich Gärungsprozesse auslösen.

Ballaststoffe helfen Ihrem Darm

Ballaststoffe sind unverdauliche Faserstoffe, die wir in Gemüse, Obst und Vollkornprodukten finden. Vollkornschrot enthält das gesamte gemahlene Korn und damit die meisten Ballaststoffe. Neben Ballaststoffen kommen in den Getreideschalen aber auch wichtige Vitamine, Spurenelemente und Mineralstoffe vor.

Die ballaststoffreichsten Lebensmittel sind:

- Weizenkleie
- Naturreis
- Vollkornbrot
- Lauch, Möhren, Kohl
- Leinsamen
- Mandeln
- Äpfel, Bananen, Birnen

Als optimale Menge an Ballaststoffen in der Ernährung empfiehlt die Deutsche Gesellschaft für Ernährung (DGE) 30 Gramm pro Tag.

Achtung! Wenn bei Ihnen bisher eher ballaststoffarme Kost angesagt war, kann die Umstellung Ihrer Ernährung auf eine höhere Ballaststoffzufuhr zu Blähungen führen. Steigern Sie daher die tägliche Menge lieber langsam.

So erkennen Sie, wie viele Ballaststoffe Ihr Mehl hat

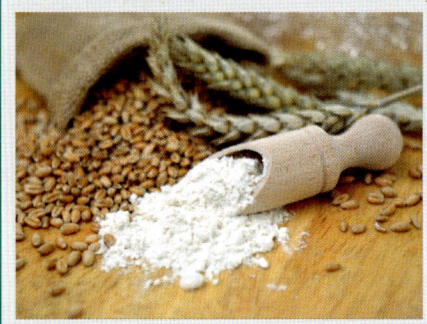

Foto: photocrew, stock.adobe.com

Weißes Mehl hat erheblich weniger Ballaststoffe (Schalenbestandteile) als Vollkornmehl. Wie viele Schalenbestandteile im Mehl enthalten sind, erkennen Sie an der Typenbezeichnung auf der Mehlpackung. Bei allen Getreidearten befinden sich die meisten Vitamine, Mineralstoffe und Ballaststoffe in der äußeren Schale des Korns. Die Typenbezeichnung gibt den Mineralstoffgehalt in Milligramm pro 100 Gramm Mehl an. Als Faustregel gilt: Je höher die Typenzahl, desto höher sind die darmgesunden Inhaltsstoffe.

Weizenmehl Typ 405 enthält demnach 405 mg Mineralstoffe. Bei diesem Mehl wurden die gesamte Schale und der Keim entfernt.

Weizenmehl Typ 1700 enthält dagegen 1.700 mg Mineralstoffe pro 100 g Mehl. Folglich sind in diesem Mehl mehr Schalenbestandteile und damit Ballaststoffe enthalten.

Greifen Sie zu inulinhaltigen Nahrungsmitteln

Ernährungswissenschaftler der Universität Jena haben herausgefunden, dass eine in einigen Gemüsesorten enthaltene Substanz besonders förderlich für die Darmgesundheit ist. Diese Substanz heißt Inulin und ist eine Zuckerverbindung, die unser Körper nicht verwerten kann, da ihm dazu bestimmte Enzyme fehlen. Damit ist Inulin ein Ballaststoff, der unverdaut in den Dickdarm gelangt, dort den Stuhlgang verbessert und dafür sorgt, dass giftige Substanzen besser ausgeschieden werden. Inulin kann aber noch mehr, denn es ist die optimale „Nahrung" für die gesunden Darmbakterien.

Besonders die Bifido- und die Lactobazillen bedienen sich am Inulin und vermehren sich verstärkt. Dadurch wird mehr Milchsäure produziert, der pH-Wert im Darm sinkt und andere unerwünschte Bakterien werden zurückgedrängt.

Reichlich Inulin enthalten:
- Artischocken
- Chicorée
- Knoblauch
- Zwiebeln
- Spargel

Inulin kann also als probiotischer Wirkstoff bezeichnet werden. Sie profitieren besonders davon, wenn Sie zusätzlich Milchprodukte zu sich nehmen, die probiotische Bakterien enthalten.

Mit Probiotika stärken Sie die Abwehr

Probiotika sind Mikroorganismen, die die Abwehrkräfte fördern. Diese mit der Nahrung aufgenommenen Keime siedeln sich zusammen mit der Darmflora im Dickdarm an. Zu den Probiotika zählen vor allem bestimmte Milchsäurebakterien (Laktobazillen) und auch Hefen.

Reich an Probiotika sind:
- unbehandelter Joghurt
- Kefir
- Brottrunk
- milchsauer vergorene Lebensmittel (z. B. Sauerkraut, Bohnen)
- fermentierte Nahrungsmittel (z. B. Miso, Kimchi)

Um die Darmgesundheit und damit die Abwehrkräfte zu fördern, sollten Sie täglich eine ausreichende Menge Probiotika verzehren. Dazu genügt es, ein- bis zweimal pro Tag einen oder zwei Becher Joghurt bzw. zwei Gläser Kefir oder Brottrunk zu sich zu nehmen. Das Geld für die heftig beworbenen, industriell hergestellten probiotischen Drinks und Joghurts können Sie sich getrost sparen, denn sie bewirken nicht mehr als die natürlichen Probiotika.

Zucker ist der größte „Killer" für die Darmflora

Es gibt kaum ein Nahrungsmittel, das so schädlich für den Darm ist wie Zucker, denn er nährt die schädlichen und verdrängt die gesunden Darmbakterien. Auf diese Weise wird bei häufigem Konsum von weißem Haushaltszucker die Darmflora regelrecht ruiniert. Außerdem ist Zucker die ideale Nahrung für Darmpilze, und das durch die aus der Balance geratene Darmflora geschwächte Abwehrsystem kann das Pilzwachstum nicht mehr stoppen. Gleichzeitig führt Zucker zu Gärungsprozessen im Darm, bei denen Fuselalkohole und Methangas entstehen, die beide schädlich für die Leber sind. Schränken Sie daher Ihren Verzehr von zuckerhaltigen Süßigkeiten drastisch ein, und verzichten Sie weitgehend auf Fertiggerichte, die häufig versteckten Zucker enthalten.

Trinken Sie genug

Wenn Sie nicht an einer Herzschwäche leiden, sollen Sie pro Tag min-

Natürliche „Darmsanierung"

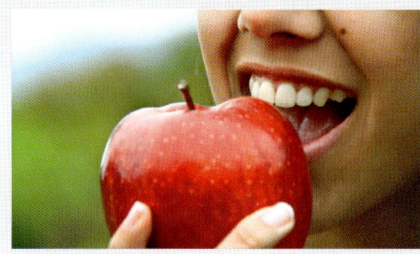

Äpfel säubern den Darm und normalisieren die Verdauung. Legen Sie als kleine Reinigungskur zwischendurch einmal einen bis drei Apfeltage ein, an denen Sie nichts anderes als acht bis zehn Äpfel sowie viel Flüssigkeit in Form von Wasser und Tees zu sich nehmen. Da mehr als 70 % der Vitamine und Vitalstoffe in und unmittelbar unter der Schale sitzen, sollten Sie die Äpfel unbedingt ungeschält essen.

Foto: Glamy, stock.adobe.com

destens 1,5 Liter Flüssigkeit zu sich nehmen. Da unser Körper zu 70 % aus Wasser besteht, funktionieren alle Stoffwechselvorgänge nur optimal, wenn genügend Wasser zur Verfügung gestellt wird. Auch die Transport- vorgänge verlangsamen sich bei Wassermangel, und der Darm arbeitet nur unzureichend. Um Ihre täglich benötigte Flüssigkeitsmenge zuzu- führen, sollten Sie vor allem stilles Wasser und ungesüßte Kräutertees trinken. Falls Ihnen das Wasser zu fade ist, können Sie ihm mit etwas Zitronensaft oder ein paar Blättchen frischer Minze Geschmack verleihen.

Achtung! Trinken Sie zu den Mahlzeiten am besten gar nichts oder nur sehr wenig, da durch die Flüssigkeit die Verdauungssäfte verdünnt werden. ■

7 Ernährungs-Tipps für Ihre Darmgesundheit

1. **Essen Sie möglichst naturbelassen.** Verzichten Sie auf Fertiggerichte, und garen Sie Ihr Gemüse zum Schutz vor Vitalstoffverlust schonend.

2. **Kauen Sie gründlich.** Wenn Sie jeden Bissen so lange kauen, bis er flüssig ist, verbessern Sie die Verdauung und erhöhen das Sätti- gungsgefühl.

3. **Essen Sie nichts mehr nach 18 Uhr.** Am späteren Abend ist die Verdauungsaktivität eingeschränkt – es kann zu Gärungs- und Fäulnisprozessen kommen.

4. **Verzichten Sie ab 14 Uhr auf Rohkost.** Am späteren Nachmittag und abends ist die Leber mit ihren Entgiftungstätigkeiten beschäf- tigt und würde durch die Rohkost behindert, die dadurch schwerer verdaulich wird.

5. **Meiden Sie Alkohol.** Wenn Sie als Mann mehr als 0,5 Liter Bier oder einen Viertelliter Wein pro Tag trinken, schädigen Sie Ihre Darm- zellen. Für Frauen ist schon mehr als die halbe Menge schädlich.

6. **Bevorzugen Sie Raps- und Olivenöl.** Diese Fette versorgen Sie mit darmschützenden ungesättigten Fettsäuren.

7. **Verwenden Sie keine gehärteten Fette.** Margarine und tierische Fette wie Schmalz wirken sich ungünstig auf Ihre Darmgesundheit aus.

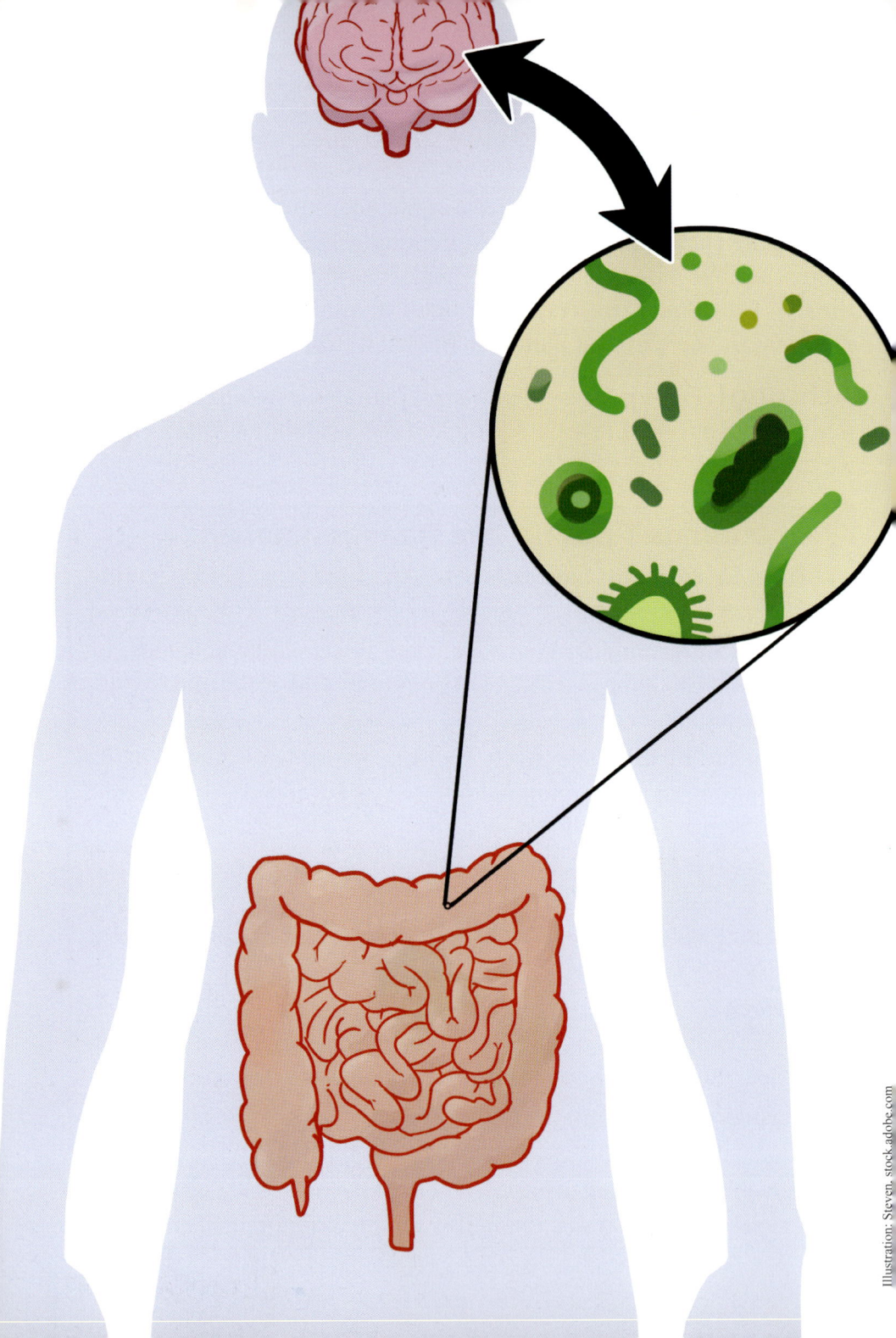

Bringen Sie Ihre Darmflora ins Lot!

Die gesamte Oberfläche der Darmschleimhaut ist von Billionen Mikroben besiedelt, die gemeinsam die physiologische Darmflora bilden. Dabei hat jeder Keim seinen festgelegten Platz im Darm: Einige Bakterien gehören zur Flora des Dünndarms, andere wiederum sind nur im Dickdarm zuhause. Das harmonische Gleichgewicht dieser Mikroben ist eine Grundvoraussetzung für einen gesunden Darm und ein starkes Immunsystem.

Mensch und Bakterien leben friedlich miteinander

Vielleicht denken Sie, dass Bakterien grundsätzlich etwas Schlechtes seien und dass sie den Menschen krank machten. Doch im Fall von Darmbakterien ist das falsch, denn der Mensch profitiert von ihnen.

Darmbakterien sind nützlich, denn sie

- trainieren das Immunsystem,
- erhalten den gesunden pH-Wert aufrecht,
- produzieren für die Verdauung notwendige Enzyme und
- übernehmen wichtige Funktionen im Vitaminhaushalt.

Das Zusammenleben von Mensch und Bakterien, von dem beide Seite profitieren, wird Symbiose genannt.

Gerät die Symbiose aus dem Lot, drohen Krankheiten

Entsteht in diesem friedlichen symbiotischen Gefüge ein Ungleichgewicht, entsteht ein Zustand der Dysbiose.

Eine solche Störung der Harmonie kann nicht nur die Ursache für eine schwache oder überaktive Abwehrlage sein, sie äußert sich häufig auch in chronischen Beschwerden wie Blähungen, Völlegefühl, Durchfällen oder Verstopfung.

Die Darmflora kann aus dem Gleichgewicht geraten durch:

- häufige Antibiotika-Einnahme
- Einnahme von Abführtabletten
- eiweiß- und fettreiche Nahrung
- zu viel Genussmittel (Alkohol, Kaffee)
- Nahrungsmittel-Unverträglichkeiten
- akute und chronische Entzündungen im Dünn- oder Dickdarm
- chronischen Durchfall

Hier hilft eine früher auch Darmsanierung oder Symbioselenkung genannte mikrobiologische Therapie.

Der Aufbau der Darmflora dauert mindestens 6 Wochen

Die mikrobiologische Therapie wird immer individuell anhand der Ergebnisse einer Darmflora-Diagnostik aus einer Stuhlprobe (siehe Seite 4) ausgearbeitet. Meistens kommen dann mehrere Präparate nacheinander zum Einsatz (z. B. ProSymbioflor®, Symbio-flor 1®, Symbioflor 2®), die aufeinander aufbauen. Parallel dazu werden häufig auch Milchsäurebakterien verordnet (z. B. Symbiolact®, Paidoflor®). Besteht lediglich ein Defizit an E-coli-Bakterien, wird auch nur ein Einzelpräparat (z. B. Mutaflor®) eingesetzt. Durch die Bakterien-Präparate werden in Ihrem Darm „gesunde" Keime zur Ansiedlung gebracht, die ein Anheften schädlicher Bakterien an der Darmwand verhindern.

Eine gründliche Wiederherstellung der Symbiose benötigt sechs

Nützliche Helfer

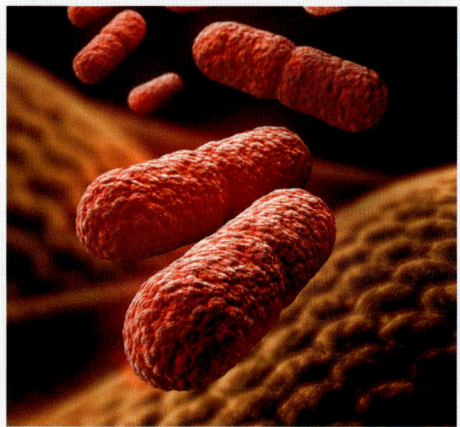

Coli-Bakterien sind im Dickdarm die wichtigsten Trainingspartner des Immunsystems. Bei der mikrobiologischen Therapie werden sie in Form von Präparaten zugeführt.

Foto: peterschreiber.media, stock.adobe.com

Wochen bis drei Monate. Erst nach dieser Zeit ist die Darmflora wieder in einem gesunden Gleichgewicht. Die für die Therapie notwendigen Medikamente werden in der Regel nicht von den gesetzlichen Kassen erstattet. Rechnen Sie daher mit Kosten von rund 2 € pro Tag. ■

So unterstützen Sie den Aufbau einer gesunden Darmflora

Essen Sie häufig Natur-Joghurt. Natürliche Joghurts, die nicht wärmebehandelt wurden, enthalten Milchsäurebakterien, die für ein gesundes Darmmilieu sorgen. Essen Sie davon täglich einen Becher.

Schränken Sie Ihren Zucker-Konsum ein. Zucker und Weißmehlprodukte sind die Ernährungsgrundlage von Darmpilzen. Essen Sie daher in den Wochen der Behandlung möglichst wenig Süßigkeiten und/oder Kuchen, und bevorzugen Sie stattdessen Vollkornprodukte.

Machen Sie eine Brottrunk-Kur. Durch den Brottrunk erhalten Sie einen wertvollen Stamm der Milchsäurebakterien (Lactobazillus reuteri). Trinken Sie davon täglich ¼ Liter – falls Ihnen das Getränk zu bitter schmeckt, können Sie es auch mit Wasser verdünnen.

Essen Sie milchsauer vergorene Nahrungsmittel. Sauerkraut, fermentierte Bohnen, eingelegte Mixed Pickles oder Kombucha sind mit Milchsäure vergoren und können so Ihre Darmflora unterstützen. Bauen Sie diese Lebensmittel öfter mal in Ihren Speiseplan ein.

Trinken Sie reichlich stilles Wasser. Durch eine Symbioselenkung werden alte Schlacken gelöst. Damit die anfallenden Giftstoffe abtransportiert werden können, sollten Sie jetzt täglich mindestens 1,5 Liter Wasser und/oder ungesüßten Kräutertee trinken.

Heilerde bindet gelöste Giftstoffe. Während der Symbioselenkung wird Ihr Darm von angesammelten Schadstoffen und Schlacken befreit. Trinken Sie etwa zweimal wöchentlich ein Glas Wasser mit 1 Esslöffel Heilerdepulver (Apotheke) zur Bindung der Giftstoffe.

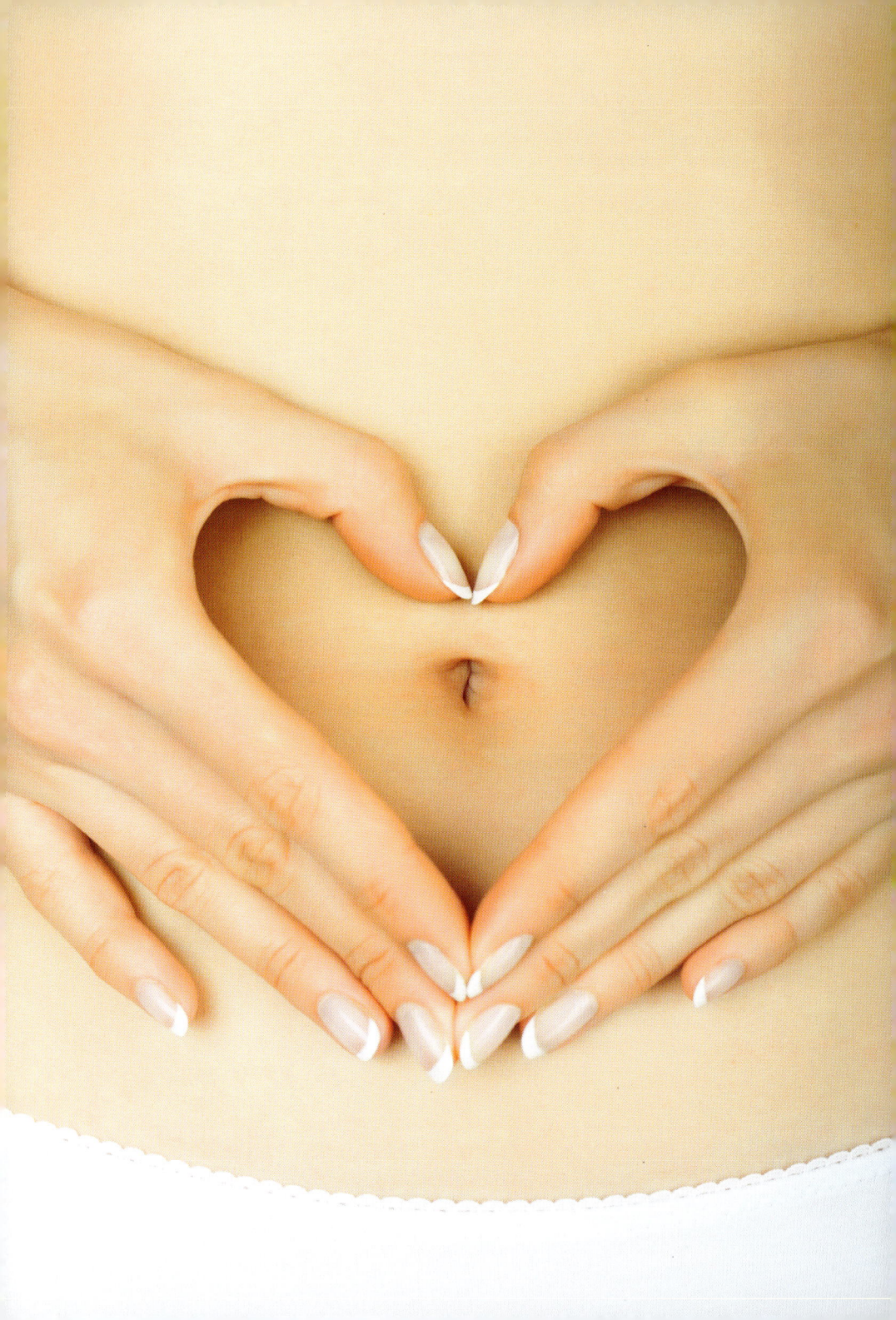

Bauch-Selbstmassage: So halten Sie Ihren Darm in 7 Schritten gesund

Sicher haben Sie sich schon mal bei Bauchschmerzen die Hände auf den Bauch gelegt. Damit haben Sie intuitiv und ohne sich dessen bewusst zu sein eine Bauchmassage praktiziert. Wie Sie dieses wirkungsvolle, jedoch wenig bekannte Verfahren ohne die Hilfe eines Therapeuten ganz gezielt für Ihre Darmgesundheit nutzen können, lesen Sie in diesem Beitrag.

Bauchmassagen haben am ganzen Körper positive Effekte

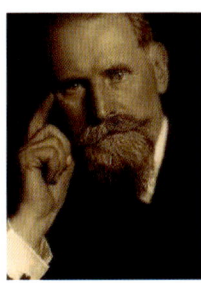

Als Vater der Bauch-Selbstmassagen gilt der österreichische Arzt Franz Xaver Mayr (1875 bis 1965), der Ihnen wahrscheinlich durch die nach ihm benannten F. X.-Mayr-Kuren bekannt ist. Ursprünglich entwickelte Mayr die Technik zur Anregung der Darmbewegungen (Peristaltik), doch später stellte sich heraus, dass diese Massagen viel mehr bewirken können.

Diese Wirkungen haben Bauchmassagen:
- Verbesserung der Durchblutung aller Bauchorgane
- Entspannung der Muskeln im Bauchraum
- Entstauung durch Anregung der Muskeltätigkeit in den Darmwänden
- Förderung des Lymphabflusses aus dem Bauch und den Beinen
- Lösung von Verstopfungen
- Anregung der Darmreinigung
- Unterstützung der Entsäuerung
- Abbau von Stress

Am Abend angewendet, fördert die Bauch-Selbstmassage zusätzlich einen gesunden Schlaf, da sie entspannend und beruhigend wirkt.

Foto: wikipedia.com

Der Bauch ist optimal zur Selbstmassage geeignet

Damit der Darm in seinen Bewegungen angeregt wird, braucht er die Unterstützung des Zwerchfells, das bei jedem Atemzug eine Massage auf die Bauchorgane ausübt. Diese Wirkung können Sie mit einer Bauchmassage perfekt verstärken.

Dabei ist der Bauch wie kein anderer Körperteil zur eigenhändigen Massage geeignet. Beide Hände können die gesamte Bauchfläche problemlos erreichen, außerdem liegt nur ein bisschen Binde- und Fettgewebe zwischen dem Darm und den massierenden Händen. So spürt der Darm jede Ihrer Massagebewegungen und wird dadurch in all seinen Funktionen unterstützt und gefördert.

Achtung! Wundern Sie sich nicht, wenn während der Massage traurige oder aufgewühlte Gefühle nach oben kommen. Das liegt daran, dass die Bauchmassage auch beim „Verdauen" von ungelösten Problemen und Kummer hilft. Diese Reaktion zeigt, dass sich durch das Massieren Blockaden zu lösen beginnen.

Ihre eigenen Hände sind Ihr Therapeut

Für die Bauch-Selbstmassage benötigen Sie nichts anderes als Ihre Hände. Wenn Sie mögen, können Sie für die Massage ein Körperöl verwenden. Um eine optimale Wirkung zu erzielen, führen Sie die Massage zweimal täglich aus. Rechnen Sie dabei für einen kompletten Durchgang mit jeweils 10 bis 15 Minuten.

Massieren Sie am besten im Liegen, praktischerweise im Bett vor dem Aufstehen und vor dem Einschlafen. ■

Gesunde Streicheleinheiten für Ihren Bauch: So geht's

Befreien Sie Ihren Bauch zunächst von Kleidungsstücken, sodass die Bauchhaut Kontakt mit Ihren Händen hat. Führen Sie alle Griffe sanft, langsam und ohne Druck aus. Lassen Sie sich für jeden Schritt ungefähr zwei Minuten Zeit.

Schritt 1: Legen Sie beide Hände flach nebeneinander auf den Bauch. Dabei berühren sich die Daumen und Zeigefinger und bilden eine Raute, deren Mittelpunkt der Bauchnabel ist. Beobachten Sie nun, wie sich beim Atmen der Bauch auf- und abwärts bewegt. Atmen Sie bewusst in den Bauch hinein, sodass er sich beim Einatmen nach oben und beim Ausatmen nach unten bewegt. Dadurch unterstützen Sie die Massagewirkung des Zwerchfells.

Schritt 2: Führen Sie nun mit der rechten Hand im Uhrzeigersinn kleine Kreisbewegungen aus und legen Sie die Hand danach wieder ruhig ab.

Schritt 3: Anschließend kreisen Sie im Uhrzeigersinn mit der linken Hand, während die rechte auf dem Bauch ruht.

Schritt 4: Lassen Sie beide Hände gleichzeitig und spiegelverkehrt über den Bauch kreisen, wobei sich die rechte Hand im Uhrzeigersinn bewegt.

Schritt 5: Führen Sie als Nächstes die rechte Hand so weit hinunter, dass der Daumen den Bauchnabel und der kleine Finger das Schambein berührt. Führen Sie Ihre rechte Hand zum Oberbauch und massieren Sie mit beiden Händen kreisförmig im Uhrzeigersinn.

Schritt 6: Nun tauschen beide Hände ihre Position, ohne dabei den Hautkontakt zu verlieren, und massieren anschließend noch einmal gleichzeitig.

Schritt 7: Wandern Sie zum Abschluss langsam kreisend mit beiden Händen zum Bauchrand und beenden Sie dort die Massage.

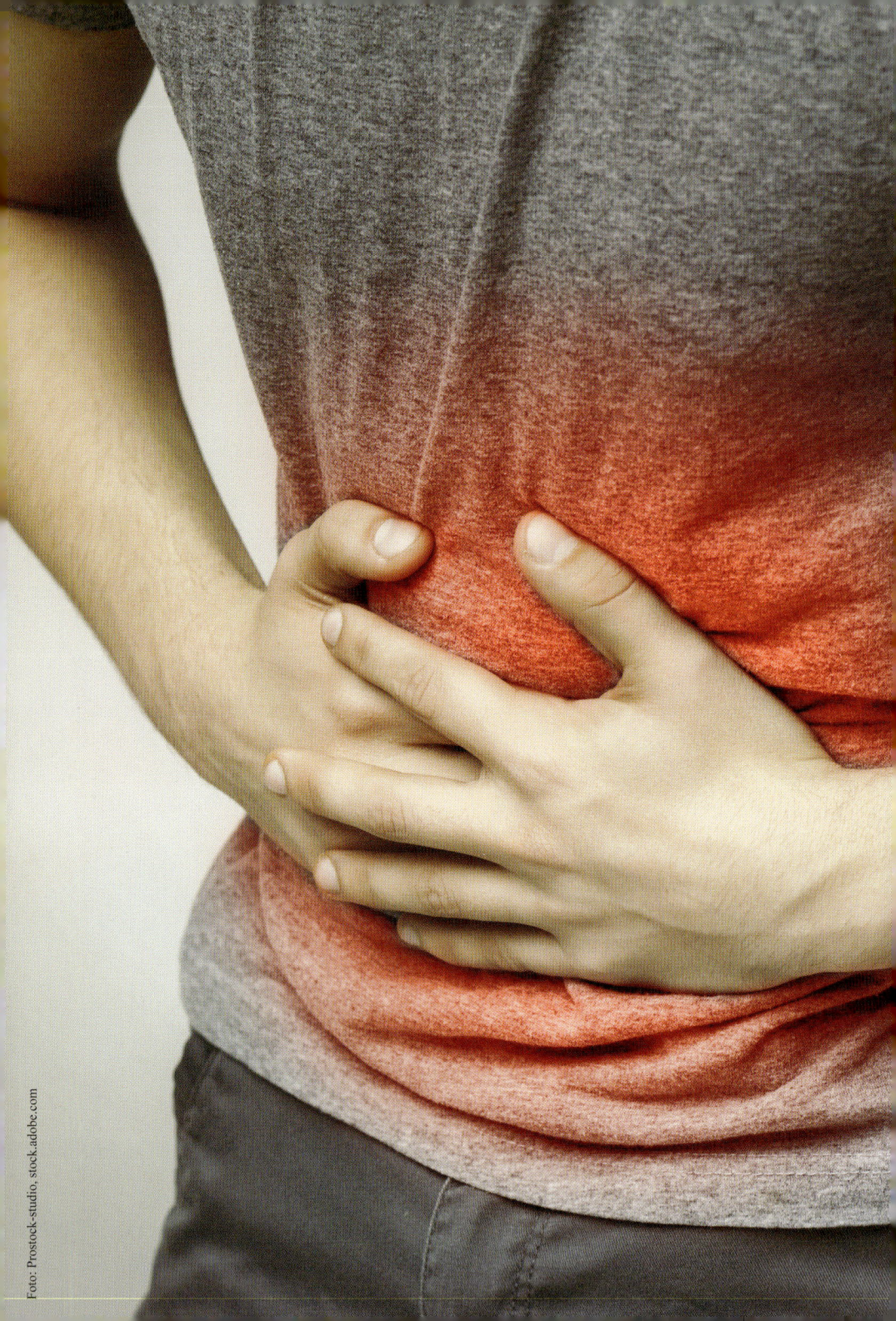

Wie Sie einen Reizdarm ohne Medikamente besänftigen

Fast 12 Millionen Deutsche leben mit der Diagnose „Reizdarm" und kämpfen immer wieder mit Bauchschmerzen, anfallartigen Krämpfen im Unterbauch und einem allgemeinen Unwohlsein. Gehören Sie auch zu den Betroffenen? Dann sind die neuesten wissenschaftlichen Erkenntnisse zur erfolgreichen Behandlung für Sie mehr als vielversprechend.

Ein gutes Behandlungskonzept besteht aus mehreren Komponenten

Da die genauen Ursachen bis heute noch nicht bekannt sind, kann auch die Therapie nur lindernd eingreifen. Die Schulmedizin setzt dazu auf krampflösende Medikamente (z. B. Buscopan®), stopfende Mittel bzw. milde Abführmittel wie Lactulose. Teilweise werden auch Antidepressiva und psychotherapeutische Gespräche verordnet. Die Naturheilkunde versucht, dem Übel mit einer Kombination verschiedener Methoden zu Leibe zu rücken.

Diese Methoden wendet die Naturheilkunde bei Reizdarm an:

- Ernährungstherapie
- Homöopathie
- Ordnungstherapie
- Sport und Bewegung
- Phytotherapie
- Entspannungstechniken

Einige dieser Methoden konnten nun ihre Wirksamkeit in wissenschaftlichen Studien nachweisen.

Die Basis der Therapie ist eine spezielle Ernährung

Bei vielen Reizdarm-Patienten löst Essen Bauchschmerzen oder heftigen Stuhldrang aus. Eine wichtige Säule in der Therapie ist daher eine Umstellung der Ernährung. Ganz besonders erfolgreich ist hier die Low-FODMAP-Diät, wie einige Studien gut belegt haben.

FODMAPs

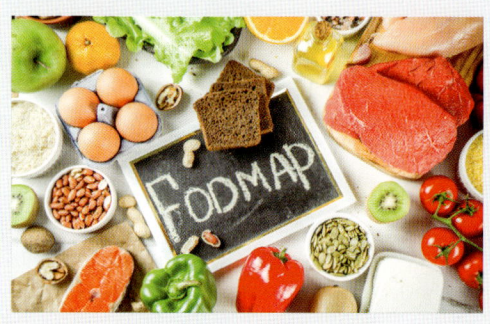

FODMAP ist eine Abkürzung für:

- fermentierbare
- Oligosaccharide
- Disaccharide
- Monosaccharide
- Polyole

Alle FODMAPs sind Kohlenhydrate, die bei empfindlichen Menschen Verdauungsprobleme auslösen, weil sie bei ihnen gar

Bei vielen Patienten gelingt eine eindrucksvolle Besserung durch den Verzicht auf eine bestimmte Form von Kohlenhydraten.

nicht oder nur unzureichend vom Dünndarm aufgenommen werden. Stattdessen werden diese Kohlenhydrate von den Bakterien im Dickdarm fermentiert.

Die meisten Menschen haben so gut wie keine Probleme mit FODMAPs. Bei Menschen, die an einem Reizdarm-Syndrom leiden, führen sie unter anderem zu Blähungen, einem schmerzhaft aufgetriebenen Bauch, Durchfall oder Verstopfung im Wechsel sowie zu einer allgemeinen Erschöpfung.

Große Mengen an FODMAPs sind enthalten in:

- Milch
- Weizen- und Roggenprodukte
- Zwiebeln und Knoblauch
- Hülsenfrüchte
- Pilze
- Spargel
- Äpfel und Birnen

Diese Nahrungsmittel sollten Sie zunächst komplett meiden, wenn Sie dem Reizdarm Paroli bieten wollen. Wenn Sie sich dann nach zwei bis vier Wochen besser fühlen, können Sie vorsichtig das eine oder andere „verbotene" Lebensmittel wieder ausprobieren. Diese Ernährungsumstellung machen Sie am besten zusammen mit einer Ernährungsberatung, die von fast allen Krankenkassen gefördert wird.

Yoga konnte klar punkten

So wie zur FODMAP-Ernährung gibt es auch einige Studien zur Wirkung von Sport auf die Reizdarm-Symptome. Hier haben sich vor allem Sportarten wie **Walking**, **Radfahren** und **Aerobic** bewährt. Für anhaltende Effekte empfehlen die Experten jede Woche drei bis fünf Stunden Training.

Sehr eindrucksvoll konnten in Studien die Reizdarm-Symptome durch Yoga gelindert werden. Alle Patienten berichteten, dass sie deutlich besser schlafen und sich allgemein viel besser fühlen würden. Nur leider hielt diese positive Wirkung nur ein paar Monate an. Bereits nach sechs Monaten Praxis hatten die Übungen offenbar keinen lindernden Effekt mehr.

Hypnose ist sicher einen Versuch wert

Bei Patienten mit schweren Reizdarm-Beschwerden scheint die Hypnotherapie einer medikamentösen Behandlung sogar überlegen zu sein. Das hat jedenfalls eine Studie mit 90 Patienten ergeben. Alle Probanden fühlten sich nach einer 12-wöchigen Hypnotherapie körperlich und seelisch wohler als unter der medikamentösen Therapie. Diese Verbesserung der Lebensqualität war auch von anhaltender Dauer. Alle Studienteilnehmer waren über einen Zeitraum von 12 Monaten nachbeobachtet worden und es hatte bis dahin keine Einbußen der Wirksamkeit gegeben.

Die Studienlage zur TCM ist noch nicht eindeutig

Die Wirksamkeit der Methoden aus der Traditionellen Chinesischen Medizin (TCM) ist nach Ansicht der Experten noch nicht so überzeugend nachgewiesen, da es so gut wie keine großen Langzeitstudien gibt. Eine aktuelle Metaanalyse aus 21 Studien zur Behandlung mit **Akupunktur und TCM** hat immerhin herausgefunden, dass die Schmerzen, Durchfälle und auch die Schlafqualität verbessert werden konnten.

Allerdings waren in den unterschiedlichen Studien auch ganz unterschiedliche TCM-Rezepturen zum Einsatz gekommen, weshalb man die Ergebnisse nicht verallgemeinern kann. Auch ist die chinesische Akupunktur nicht unbedingt mit der deutschen gleichzusetzen.

Aus diesen Gründen spricht die aktuelle Leitlinie zur Behandlung des Reizdarm-Syndroms für die fernöstlichen Methoden auch **nur eine offene Empfehlung** aus. Das bedeutet, dass diese Behandlungen bestenfalls erwogen werden können, aber auch verzichtbar sind.

Da jedoch schon viele Reizdarm-Patienten gute Erfahrungen mit einer Akupunktur-Behandlung gemacht haben, kann sich ein Versuch dennoch durchaus lohnen.

Mit Heilpflanzen können Sie den gereizten Darm beruhigen

Die ätherischen Öle einiger Heilpflanzen wirken krampflösend auf die glatte Muskulatur der Darmwände. Gleichzeitig harmonisieren sie die Darmbewegungen und haben einen blähungswidrigen Effekt. Diese Wirkungen sind zwar nicht durch aktuelle Studien belegt, dafür hat sich die lindernde Wirkung der Heilpflanzen seit Langem in der Praxis bewährt.

Das ätherische Öl dieser Pflanzen entkrampft den Darm:
- Kamillenblüten
- Anisfrüchte
- Fenchelfrüchte
- Kümmel
- Pfefferminze

Aus allen vorgenannten Heilkräutern können Sie sich einzeln oder auch in Kombination einen Tee zubereiten. Ätherisches Pfefferminzöl erhalten Sie auch als Fertigpräparat in Kapselform (z. B. Medacalm®, Enteroplant®) in der Apotheke.

Entspannen Sie sich!

Reizdarm-Beschwerden treten verstärkt bei Stress auf. Zwar lassen sich im Alltag stressige Situationen nicht immer vermeiden – den Umgang mit ihnen kann man sich jedoch durch den Einsatz von **Entspannungstechniken** erleichtern.

Diese Entspannungstechniken beugen Reizdarm-Beschwerden vor:

- Progressive Muskelentspannung
- Autogenes Training
- Yoga
- Atemübungen

Entspannungstechniken erlernen Sie am besten unter professioneller Anleitung. Entsprechende Kurse werden u. a. von den Krankenkassen und an Volkshochschulen angeboten.

Einmal erlernt, ist es dann aber wichtig, dass Sie die von Ihnen bevorzugte Technik fest in Ihren Alltag integrieren und regelmäßig ausüben. ■

Beruhigen Sie Ihren Darm mit diesen natürlichen Anwendungen

- Machen Sie sich einen **Prießnitzwickel**. Wringen Sie dazu ein Leinentuch in heißem Wasser aus und legen Sie es sich auf den Unterbauch. Geben Sie ein trockenes Baumwolltuch sowie eine Wärmflasche darüber und ruhen Sie unter einer Wolldecke 30 Minuten lang.

- Beginnen Sie den Tag mit **Atemübungen** am offenen Fenster. Stellen Sie sich dazu aufrecht hin und atmen Sie bewusst und tief in den Bauch hinein. Lassen Sie beim Ausatmen den Oberkörper locker zusammensacken. Wiederholen Sie die Übung mindestens dreimal.

- Bereiten Sie sich eine entkrampfende und blähungstreibende Tasse **Kräutertee** zu. Mischen Sie dazu Fenchel, Anis und Kümmel zu gleichen Teilen, und überbrühen Sie 1 Teelöffel der Mischung mit einer Tasse kochendem Wasser. Seihen Sie den Tee nach zehn Minuten ab und trinken Sie ihn in kleinen Schlucken.

- Nehmen Sie ein entspannendes **Vollbad**, dem Sie einige Tropfen ätherisches Lavendel- oder Melissenöl hinzufügen.

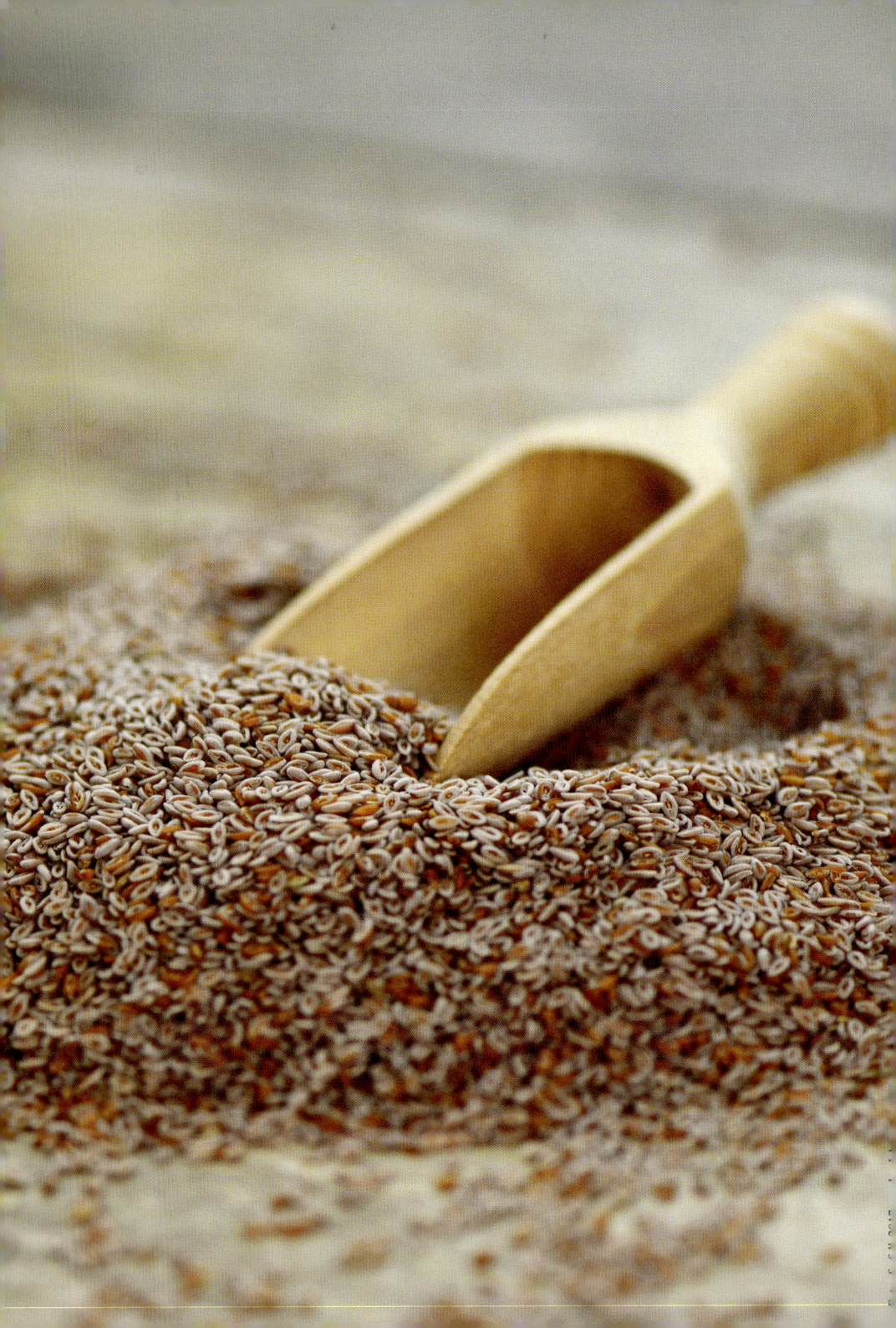

Die besten Hausmittel für Ihren Darm

Altbewährt und dennoch hochaktuell: Die positive Wirkung natürlicher Anwendungen hat inzwischen sogar die Wissenschaft bestätigen können. Probieren Sie die folgenden Anwendungen einmal aus, ehe Sie zu Tabletten & Co. greifen.

Bei Bauchschmerzen und Blähungen

Krampflösender Prießnitz-Wickel: Wringen Sie ein Leinentuch in heißem Wasser aus und legen Sie es sich auf den Unterbauch. Geben Sie ein trockenes Baumwolltuch sowie eine Wärmflasche oder ein Heizkissen darüber und ruhen Sie unter einer Wolldecke 30 Minuten lang.

Fencheltinktur gegen Blähungen: Übergießen Sie 2 gehäufte Esslöffel grob zerstoßenen Fenchelsamen mit 100 ml Doppelkorn in einem Schraubdeckelglas. Filtern Sie den Ansatz nach sechs Wochen in eine dunkle Tropfflasche ab und nehmen Sie bei Bedarf 20 Tropfen davon ein. Die Tinktur ist gut ein Jahr lang haltbar.

Verdauungsfördernder Kümmelwein: Kochen Sie 100 ml Kümmelsamen zusammen mit 1 Liter trockenem Weißwein auf und filtern Sie die Mischung anschließend in eine dunkle Flasche ab. Trinken Sie von diesem Wein bei Bauchdruck und Blähungen nach dem Essen ein kleines Gläschen.

Blähungslösender Tee: Lassen Sie sich vom Apotheker jeweils 20 g Fenchelsamen, Kamillenblüten sowie Anisfrüchte mischen und überbrühen Sie 2 Teelöffel dieser Mischung mit 1 Tasse kochendem Wasser. Lassen Sie den Tee 10 Minuten lang ziehen, ehe Sie ihn abseihen.

Gegen Verstopfung

Darmanregende Atemübung: Stellen Sie sich am Morgen aufrecht hin, atmen Sie tief in den Bauch hinein und lassen Sie Ihren Oberkörper beim

Ausatmen locker in sich zusammenfallen. Wiederholen Sie diese Übung fünfmal. Sie wirkt aufgrund der Zwerchfellbewegung beim Atmen wie eine innerliche Massage auf Ihren Darm und fördert dadurch die Darmbewegungen.

Abführende Leinsamen-Anwendung: Leinsamen bindet wegen seiner Schleim- und Quellstoffe Wasser, erhöht das Stuhlvolumen und beschleunigt die Darmpassage. Nehmen Sie bei Darmträgheit täglich 3 Esslöffel unzerkleinerten Leinsamen ein. Trinken Sie aber unbedingt mindestens 1 großes Glas Wasser dazu, damit die Leinsamen-Schleimstoffe aufquellen können.

Bei Durchfall

Giftstoffbindende Heilerde-Lösung: Verrühren Sie 2 Teelöffel feines oder ultrafeines Heilerde-Pulver (aus der Apotheke) in einem halben Glas lauwarmem Wasser oder Tee. Trinken Sie die Lösung bei akutem Durchfall sowie zur Unterstützung der Darmsanierung langsam und in kleinen Schlucken.

Mineralstoffausgleichende Lösung: Um den Flüssigkeits- und Mineralstoffverlust wieder auszugleichen, eignet sich eine auch von der Weltgesundheits-Organisation (WHO) empfohlene Rehydrierungs-Lösung. Geben Sie dazu ¼ Teelöffel Kochsalz, 2 Esslöffel Traubenzucker und ¼ Teelöffel Backpulver in 1 Liter stilles Wasser, und trinken Sie die Lösung über den Tag verteilt.

Zur Darmpflege

Darmentgiftender Bärwurz-Birnen-Honig: Halbieren Sie 1 kg Birnen und entfernen Sie die Kerngehäuse. Kochen Sie die Birnen in 3 Esslöffel Wasser weich und zerdrücken Sie sie mit einer Gabel. Erwärmen Sie 8 Esslöffel naturreinen Honig, schöpfen Sie den dabei entstehenden Schaum ab und rühren Sie 100 g Bärwurzmischung aus Bärwurz, Galgant, Süßholzwurzel und Bohnenkraut in den Honig. Verrühren Sie das Birnenmus mit der Honig-Gewürz-Mischung. Noch mal kurz aufkochen und den Honig in Marmeladengläser abfüllen. Nehmen Sie als Darmreinigungs-Kur von diesem Honig 4 Wochen lang jeden Morgen auf nüchternen Magen 1 Teelöffel, nach dem Mittagessen 2 Teelöffel und vor dem Schlafengehen 3 Teelöffel ein. ∎

Rat & Info bei Darmproblemen

Ärztegesellschaft
Berufsverband Niedergelassener
Gastroenterologen Deutschlands e. V.
Holdergärten 13
89081 Ulm
Tel.: 0731/7 04 27 18; Fax: 7 05 47 11
www.bng-gastro.de

Allgemeine Informationen
Felix Burda Stiftung
Arabellastraße 27
81925 München
Tel.: 089/92 50 25 01
Fax: 089/92 50 27 13
www.darmkrebs.de

Gemeinnützige Organisationen

Deutsche Morbus Crohn/Colitis ulcerosa Vereinigung DCCV e. V.
Inselstraße 1
10179 Berlin
Tel.: 030/20 00 39-20
Fax: 030/20 00 39-2 87
www.dccv.de

Deutsche Krebsgesellschaft e. V.
Kuno-Fischer-Straße 8
14057 Berlin
Tel.: 030/5 31 41 50 71-12
Fax: 030/5 31 41 50 71-11
www.krebsgesellschaft.de

Therapien und Verfahren

MVZ Institut für Mikroökologie GmbH
Auf den Lüppen 8
35745 Herborn
Tel.: 02772/98 10
Fax: 02772/98 11 51
www.mikrooek.de

Deutsche Gesellschaft für Ernährung e. V.
Godesberger Allee 18
53175 Bonn
Tel.: 0228/37 76-600
Fax: 0228/37 76-800
www.dge.de